天津市科普重点项目

TUJIE SHANZHONG

GUANAI ZOUXIANG SHENGMING ZHONGDIAN DE REN

图解善终

关爱走向生命终点的人

主　编	王　燕　　祁建松
副主编	胡　燕　　吴学会
编　委	李新帝　吕思思　赵　媛　徐荣佳
摄　影	祁建松
绘　图	徐荣佳

天津出版传媒集团

天津科技翻译出版有限公司

图书在版编目（CIP）数据

图解善终：关爱走向生命终点的人 / 王燕，祁建松主编 . — 天津：天津科技翻译出版有限公司 , 2017.6
ISBN 978-7-5433-3688-9

Ⅰ . ①图… Ⅱ . ①王… ②祁… Ⅲ . ①临终关怀学 Ⅳ . ① R48

中国版本图书馆 CIP 数据核字 (2017) 第 103540 号

出 版：天津科技翻译出版有限公司
出 版 人：刘 庆
地 址：天津市南开区白堤路 244 号
邮政编码：300192
电 话：022-87894896
传 真：022-87895650
网 址：www. tsttpc. com
印 刷：天津市银博印刷集团有限公司
发 行：全国新华书店
版本记录：889×1194 32 开本 3 印张 120 千字
2017 年 6 月第 1 版 2017 年 6 月第 1 次印刷
定价：20.00 元

前 言

现代人讲的所谓"生活品质",包括"死亡品质"。临终关怀是为临终患者及家属提供生理、心理、社会、心灵等方面的全面支持与照护,其目的是追求生命品质,提高生活质量,为临终患者创造安适、有意义、有希望的生活。

临终关怀是人类死亡文明的重大成果,是人类文明进步的标志。一个国家或地区临终关怀事业发展的快慢,从一个侧面体现了这个国家或地区社会文明发展的程度。我国的临终关怀事业于1988年开始发展,现已具备一定的规模。随着人类文明的发展、伦理道德观念的转变,临终关怀已逐步成为一种社会需要。

临终关怀是一个很少被人们触碰的领域,但不能不去面对。人们对此方面的知识非常缺乏,观念陈旧,对如何"善终"不得而知,所以,普及临终关怀知识迫在眉睫。目前我国人口深度老龄化,恶性肿瘤成死因之首,在卫生资源短缺、末期患者生活质量差的现状下,有尊严、温暖、舒适地离世成为临终患者及其家属的迫切希望,同时也可以节约大量医疗及社会资源。

我们在此领域工作了数十年,编写一部有关临终关怀的科普图书一直是多年的夙愿,也非常有信心做好此项工作。本书在知识准确的基础上,以图解的形式,自然、艺术、友好、通俗易懂地展示给读者,希望得到广大读者的关注与喜爱。不足之处,还望指正。

编 者

2017 年 5 月

目　录

第一篇　临终关怀的基本知识：
对即将逝去的生命的关爱

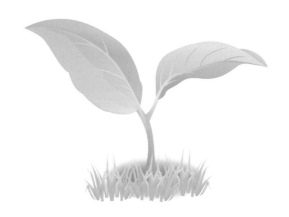

一、临终关怀从何而来

（一）为爱开启了"一扇家园的窗"

西斯莉·桑德斯博士（英国人，1918年1月22日—2005年7月14日）是一名护士、社工，也是医生，她建立了疼痛控制与多方位治疗相结合的现代临终关怀体系，使全世界开始关注并善待生命垂危者。西斯莉·桑德斯博士一生经历了三段美丽的爱情故事，奠定和成就了她崇高的事业。

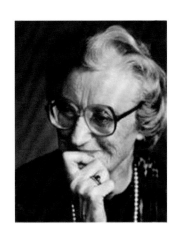

图1-1　西斯莉·桑德斯博士："我并不想改变这个世界，我只想改变人们忍受的痛苦。"

1948年的她是一名社工，遇见了一名波兰的犹太裔小伙子大卫·塔斯马，塔斯马患上了一种当时无法治愈的癌症。疾病给塔斯马带来的痛苦不安、孤苦无依深深触动了桑德斯。在对塔斯马的照顾中，两人逐渐产生了感情。在塔斯马生命的最后两个月里，桑德斯经常到医院陪伴他。当她和塔斯马谈论到无法回避的死亡时，她渐渐意识到，"对于患者，我们不仅需要帮助他们减轻疼痛，更需要对他们进行全面细致的照顾"。

塔斯马病逝时给桑德斯留下 500 英镑的遗产，他说他将为她开启"一扇家园的窗"。作为对他们之间爱的延续，桑德斯确立了自己的使命——为生命垂危者减轻所有痛苦。2002 年，她在伦敦《每日电讯报》的采访中坦言："我并不想改变这个世界，我只想改变人们忍受的痛苦。"

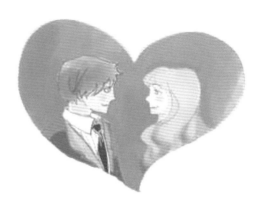

图 1-2　奠定事业基础的恋爱

1957 年，桑德斯在圣约瑟夫安宁院工作时遇见了她生命中的第二位恋人，波兰人，60 岁的安东尼·米其尼维兹。米其尼维兹鼓励桑德斯为生命垂危者开一家自己的安宁院，并建议用为旅人提供避难所的圣人——圣克里斯多弗的名字命名。桑德斯历经十年努力，于 1967 年在伦敦郊外成立了全世界第一家现代安宁院——圣克里斯多弗安宁院（St. Christopher's Hospice），由此开启了现代临终关怀运动。在安宁院的入口处放置着一块平板玻璃，以纪念塔斯马所说的"窗"。虽然桑德斯本人有

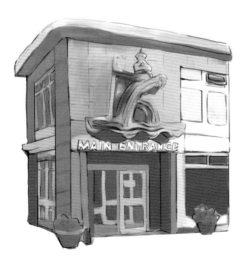

图 1-3　圣克里斯多弗安宁院

坚定的宗教信仰,但圣克里斯多弗安宁院接纳持有不同宗教信仰的人。圣克里斯多弗安宁院是临终患者真正的家园和避难所。在这里,患者不仅可以得到医学治疗与护理,还可以参加园艺课程、写作课程、做发型、学艺术等。

桑德斯的一位外科医生朋友建议,如果她想继续致力于疼痛管理和关爱垂危患者,那么仅仅拥有护士的资格是不够的。于是,33岁的桑德斯,在那个几乎没有女性医生的年代,决定考取医生资格证。经过努力于1957年获得医生资格证,成为第一名以改善生命垂危者生活质量为己任的医生。

桑德斯锲而不舍的事业心及其凄美的感情经历打动了另一名男子——波兰艺术家马里安·波胡兹·什史科,两人陷入爱河。他们结婚的那年,她61岁,他79岁且身体孱弱。她遮住圣克里斯多弗安宁院的外墙,让什史科专心生活、作画。什史科最后病逝于圣克里斯多弗安宁院。

桑德斯于2005年7月14日,在圣克里斯多弗安宁院去世,享年87岁。她用了半个多世纪的时间来帮助临终患者及其家人学会如何安详地面对死亡。桑德斯让人们积极地对待病危者,不再冷眼旁观死亡。她推进了缓和医学和现代临终关怀理念的发展。"我们必须关心生命的质量,一如我们关心生命的长度"。今天,圣克里斯多弗安宁院每年都要接待来自全球各地、成千上万的访客和学者。

事实证明,桑德斯是一名出色的决策家、医学管理者、精力充沛的募捐人、政论家和狂热的梦想家。她坚信"面对死亡就如同面对生命,二者互相裨益"。她用她的传奇人生诠释了生命的美丽,为全世界正在走向生命尽头的人们开启了"一扇家园的窗"。

（二）"临终关怀"概念的演变

"临终关怀"一词译自英文 Hospice，原意是"招待所""济贫院""小旅馆"，指的是在中世纪的欧洲，设立在修道院附近为朝圣者和旅行者提供中途休息和获得给养的场所。当这些人因为病重濒临死亡而住在 Hospice 的时候，会得到教士和修女的治疗和照顾，死亡之后也会得到妥善的安排。中世纪的 Hospice 多隶属于宗教团体，是一种慈善服务机构。随着时代的发展及现代临终关怀运动的兴起，这个词的词义发生了明显的改变，其含义有了进一步延伸。在美国国立医学图书馆（NLM）出版的《医学主题词表》中将 Hospice 解释为"是对临终患者和家属提供缓和性和支持性的医护措施"。

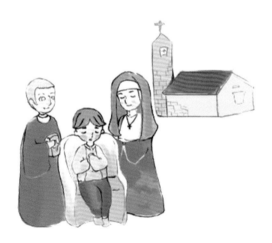

图 1-4 Hospice 的由来

Hospice 在中文中被翻译成"临终关怀"，已被我国正式采用。不同的国家和地区对"Hospice"的理解与翻译稍有不同，如英美国家的"终末照护（Terminal Care）"、加拿大的"缓和照护（Palliative Care）"，

以及我国台湾的"安宁照顾"、我国香港的"善终服务"等。虽然这些命
名不尽相同,但是它们的宗旨都是帮助罹患各种疾病的临终患者能够
平静、安宁地度过生命的最后阶段。

二、临终关怀有何意义和特点

在西方国家,临终关怀多是由医生、护士、宗教人士等组成的团队
对疾病晚期患者及其家属进行的照顾。其意义是让这些晚期患者的生
命质量得以提高,得到生理、心理、心灵和社会的完整关怀;使临终患者
以有尊严、自然、平静、没有痛苦和压力的方式从生的此岸走向死的彼
岸;并不是一味延长他们处于痛苦状态的生命;家属敢于面对亲人的死
亡,使生死两相安。

临终关怀具有"以照料为中心,维护人的尊严,提高临终生活质
量,共同面对死亡"等特点。临终关怀是人类对自身关怀的表达,是医
学人道主义的具体体现,它顺应了社会发展的需求,采用了更易被接受
的临终处置方法。

三、哪类患者属于临终关怀的服务对象

包括各种临终患者;各类灾难、灾害、事故的受害者;各类临终人群
的家属及亲戚。

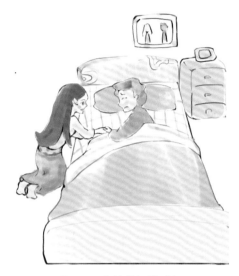

图 1-5　临终关怀的对象

四、临终患者是如何界定的

临终患者是指已经被诊断患有在当前医疗技术水平条件下治愈无望的疾病、预计在 6 个月内将要去世的人，包括晚期恶性肿瘤患者、中风偏瘫患者、伴有多种慢性疾病的将死患者、严重心肺疾病危重患者、多脏器衰竭病情危重者及其他处于濒死状态者等。不同国家对临终患者的界定条件不同。美国将"临

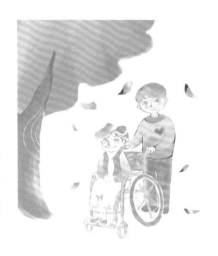

图 1-6　临终患者的界定条件

终"定义为患者已无治疗意义、估计只能存活 6 个月以内；在日本，以患者只有 2 个月至 6 个月存活时间为终末阶段；在英国，以预后 1 年或不到 1 年为临终期；还有不少国家倾向于从垂危患者住院治疗开始计算直至死亡的时间，以 17.5 天为平均标准；我国一般将患者死亡发生前的 2~3 个月定为临终期。

五、我国的临终关怀是怎样开展的

（一）我国临终关怀的现状

1988 年 7 月 15 日，在天津医学院创建了我国第一个临终关怀研究机构——天津医学院临终关怀研究中心。1990 年，我国台湾的马偕医院建立了台湾地区第一个临终关怀安宁病房。1982 年在我国香港天主教医院首先开始了临终服务。1987 年 7 月，香港创立了善终服务会。1998 年 11 月 18 日，香港长江实业（集团）有限公司董事局主席李嘉诚先生在汕头大学医学院第一附属医院捐资创建了全国首家宁养院，我国第一所社区临终关怀服务机构由此诞生。2001 年 1 月，李嘉诚基金会又捐资启动实施了"全国宁养医疗服务计划"。至 2011 年，李嘉诚基金会在全国已设立了 32 家宁养院，从业人员 200 余人。自 1988 年天津医学院临终关怀研究中心成立，标志着我国已跻身于世界临终关怀研究与实践的行列。至此，我国临终关怀事业大体经历了三个阶段，即理论引进和研究起步阶段，宣传普及和专业培训阶段，学术研究和临床实践全面发展阶段。

（二）我国临终关怀机构的形式

主要有三种形式：医院内附设临终关怀病房、独立的临终关怀院和家庭临终关怀病房。医院内附设临终关怀病房，即综合医院内的专科病房或病区，如天津市肿瘤医院、肺科医院；独立的临终关怀院有天津市延安医院、北京松堂关怀医院、南汇护理院、南京鼓楼安怀医院、浙江义乌市关怀护理院；家庭临终关怀病房以社区为基础、以家庭为单位开展临终关怀服务，如上海以静安区社区医院为代表的 76 家社区医院，均设有临终关怀病房。

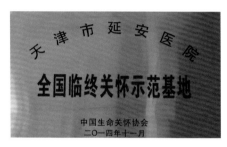

图 1-7　天津市延安医院

六、你知道"世界临终关怀日"是哪一天吗

为推动临终关怀，由英国电讯公司率先发起了"为临终关怀发声（Voice for Hospice）"的活动。自 2005 年起，将每年 10 月第二个星期六定为"世界临终关怀日（World Hospice and Palliative Care Day）"。凡是有临终关怀的国家，在这一天就以各种形式的活动宣传临终关怀理念，以期让全世界更重视临终关怀服务的发展，传达对生命末期患者的关爱。

第二篇　舒缓疗护基本知识：在生命的尽头如何优美地逝去

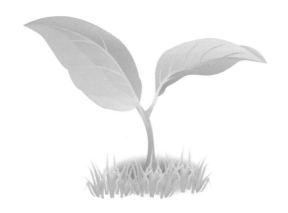

生死学大师伊丽莎白·库伯勒·罗斯女士曾说过："我们必须关心生命的质量，一如我们关心生命的长度。生命唯一的目的就是获得成长，人生最重要的一课就是学会如何去无私地爱与被爱。"

临终关怀让一个人在即将迈向死亡，即将丧失权利、地位、荣誉、财富等所有一切之际，仍然备受家庭和社会的尊重、认同和关心。舒缓疗护是其中的重要组成部分。

一、什么是医学上的死亡

医学以脑死亡作为死亡判断依据。脑死亡，又称为全脑死亡，包括大脑、中脑、小脑和脑干的不可逆性功能丧失。

世界卫生组织（WHO）脑死亡的标准：①对环境失去一切反应，完全无反射和肌肉活动；②自主呼吸停止；③动脉压下降；④脑电图平直。

我国脑死亡的标准：①自主呼吸停止，需要不停地进行人工呼吸；②不可逆性深昏迷，无自主性的肌肉运动；③脑干神经反射消失；④脑电图呈平直线；⑤脑血液循环完全停止；⑥脑死亡的诊断持续 12 小时以上。

二、临终患者享有的权利有哪些

在法律上，临终患者享有生活权、知情同意权、隐私保密权、自主权、受尊重权、对自己医疗措施的监督权、免除部分社会责任和义务的权利、选择死亡的权利，以及申诉权、索赔权、上诉权和赔偿权等其他权利。

在医护过程中应充分尊重和保护他们的权利，让临终患者有权享受正常人的待遇，有权要求不受痛苦，有权要求不孤独地死去，有权保持一种希望感，有权不受欺骗，有权受到细心而有效的照护。

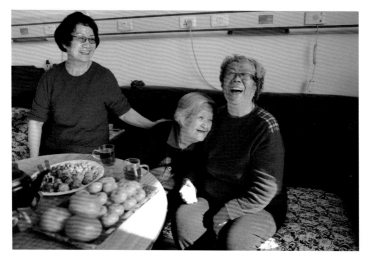

图 2-1　享有权利的快乐生活

三、临终期常出现哪些不适症状

（一）疼痛

疼痛是晚期癌症患者的常见症状，可以导致抑郁、烦躁、食欲减退，以及疲劳、失眠等，明显影响患者的生活质量。

（二）呼吸困难

呼吸困难是引起老年患者恐惧和极度痛苦的症状之一。常由呼吸道阻塞、肺部肿瘤浸润、胸腔积液、心力衰竭等导致。

（三）恶心、呕吐

常由于药物的不良反应、颅内压增高、消化系统溃疡、尿毒症等引起。

(四)谵妄

常见于老年患者,表现为意识障碍、行为混乱、注意力涣散,以及认知功能下降、感知觉异常、日夜颠倒。通常起病急,病情波动明显。

(五)压疮

临终患者由于长期卧床、营养状况差、疾病等因素,多呈恶病质状态,老年人是发生压疮的高危人群。

当临终期患者出现濒死状态、全身水肿、无尿等症状时,医生应及时与患者或家属沟通,告知并建议放弃治疗,采取舒缓疗护措施。如家属拒绝则应尊重家属意见。

四、你知道什么是舒缓疗护吗

舒缓疗护是临终关怀的一种方式,是通过综合的医疗、护理方法,最大限度地减少患者的痛苦。这种痛苦包括来自疾病本身的痛苦,还包括心理上的不安与紧张、社会歧视、家人疏远、精神需求无法得到满足等。同时要对患者的家属予以关心和支持。从疾病确诊就将疾病治疗与舒缓疗护相结合,通过早期识别、积极评估、有效控制疼痛和其他症状,处理患者心理、社会、精神等方面的一系列困扰,最大可能地改善患者及其家属的生活质量。

舒缓疗护基本知识：在生命的尽头如何优美地逝去

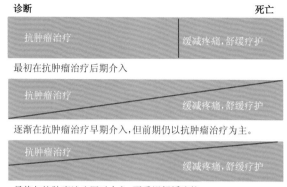

图 2-2　舒缓疗护理念的演变

五、如何给患者提供舒缓疗护服务

舒缓疗护是通过临终关怀团队实现的，其成员包括医生、护士、心理治疗师、药剂师、营养师、物理治疗师、社会工作者、志愿者等。其作用是在舒缓疗护病房或患者家中对临终患者进行定期巡诊，给予生活照料，如药物注射、伤口换药、疼痛控制等，使患者出现紧急情况时能够得到妥善处理。同时，还给予患者必要的心理精神安慰，如社会工作者联络各种社会资源帮助患者达成心愿，志愿者可以陪伴患者。

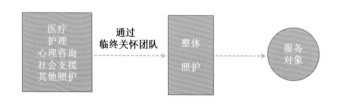

图 2-3　团队工作模式

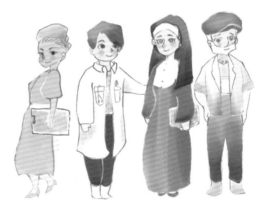

图 2-4 舒缓疗护团队成员

六、舒缓疗护有哪些特点

（一）提倡从"优死"到"优活"

舒缓疗护的理念是优化生命末期质量,不主张实施可能给患者增添痛苦或无意义的治疗,提倡"优死"。但同时更强调"优活",即从疾病确诊就开始综合考虑患者及家属在疾病不同阶段的需求变化、所患疾病的进程和照顾环境,在尽可能预防和减少痛苦的基础上积极融入延长患者生命的措施,如化学治疗、放射治疗、支持治疗和照护等,强调提升患者的生命质量。优死原则包括:

（1）知道死亡何时来临,并理解预期的结果。

（2）能够主宰所发生的一切。

（3）享有尊严和隐私权。

（4）有权减轻痛苦和缓解其他症状。

（5）有权选择死亡地点。

（6）能够获得所需的人的任何信息与专门经验。

（7）能在生前预立遗嘱以确保自己的愿望得到尊重。

（8）有道别的时间,并有权决定其他时间的安排。

（9）永别之时能够让患者及时离去,而不无意义地拖延生命。

（10）能够获得所需要的精神或情感支持。

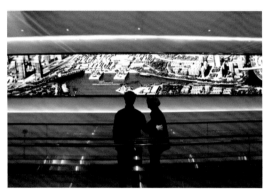

图 2-5　提升患者的生命质量

（二）主张"五全照顾"

"五全照顾"即全人、全家、全程、全队及全社区照顾。

1. 全人照顾

临终患者是具有生理、心理、社会及精神各层面需要及反应的整体,所以应尽可能从生理、心理、心灵、社会四个层面上给予患者全方位的照顾,满足患者各层面的需要。

2. 全家照顾

包括患者家人的咨询及协助、幼年子女的哀伤照顾以及患者去世之后对家族的哀伤辅导,帮助他们正视家人即将离去的事实,减轻悲伤,协助解决因丧亲带来的身体、心理和心灵等问题。

3. 全程照顾

从患者诊断为不可治愈疾病的那一刻开始，一直到患者死亡，乃至家属的哀伤辅导，为患者及其家属提供全程舒缓疗护。

4. 全队照顾

由一支训练有素的舒缓疗护团队，成员包括医生、护士、营养师、心理分析师、社工、义工等，分工合作，共同照顾患者及家属。

5. 全社区照顾

即通过社区开展安宁居家护理，达到全社区的照顾，推动整个社区参与这种彼此关怀的社会照顾。

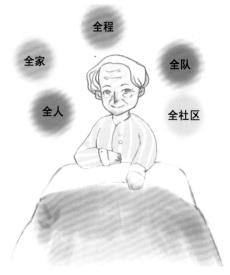

图 2-6　五全照顾

七、舒缓疗护怎么做

（一）家庭常用舒缓照护方法

1. 清洁照护

临终患者的清洁照护包括面部、头部、身体清洁及口腔护理等。这些看似平凡普通的照护，却能给患者带来最大的尊严，让他们能舒适地度过每一天。如果患者可以配合刷牙，就协助他们刷牙。很多患者需要家人帮忙清理口腔，家人要注意洗手，清洁手的每一个部位，以免发生交叉感染。操作时将棉球（棒）浸湿，并且注意要把棉棒的水挤至不滴水，再给患者擦拭牙齿，记得最后把舌面也擦一擦。

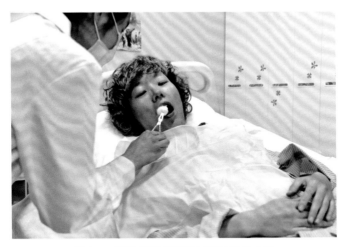

图 2-7 给卧床患者进行口腔护理的方法

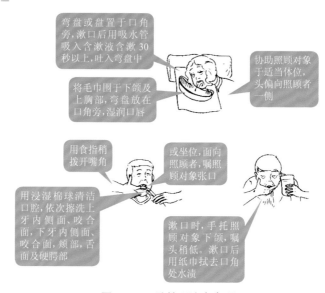

弯盘或盘置于口角旁,漱口后用吸水管吸入含漱液含漱30秒以上,吐入弯盘中

协助照顾对象于适当体位,头偏向照顾者一侧

将毛巾围于下颌及上胸部,弯盘放在口角旁,湿润口唇

用食指稍拨开嘴角

或坐位,面向照顾者,嘱照顾对象张口

用浸湿棉球清洁口腔,依次擦洗上牙内侧面、咬合面,下牙内侧面、咬合面,颊部,舌面及硬腭部

漱口时,手托照顾对象下颌,嘱头稍低。漱口后用纸巾拭去口角处水渍

图 2-8 口腔护理注意事项

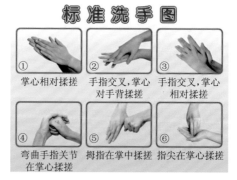

标准洗手图

① 掌心相对揉搓

② 手指交叉,掌心对手背揉搓

③ 手指交叉,掌心相对揉搓

④ 弯曲手指关节在掌心揉搓

⑤ 拇指在掌中揉搓

⑥ 指尖在掌心揉搓

图 2-9 标准洗手法

2. 营养照护

临终患者味觉、嗅觉、咀嚼、消化吸收功能均下降,饭要少而精,一日可多餐,忌一顿吃太多。烹饪方法以蒸、炖为主,少吃油炸、烧烤、煎炒的食物。荤素搭配,不要过咸过甜,少吃辛辣食物。对有吞咽障碍的

患者，食物要去骨、切细、煮烂，肉类最好制成肉馅，粥要煮成糊状。给卧床患者喂饭时，要用棉被或枕头垫起上半身 30°~40°，头侧向一旁；一侧肢体瘫痪及麻痹的患者，要卧向健侧，以防食物呛入气管。

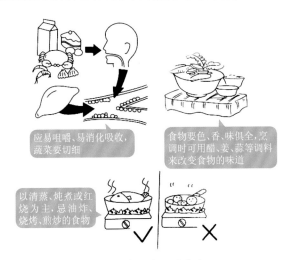

应易咀嚼、易消化吸收，蔬菜要切细

食物要色、香、味俱全，烹调时可用醋、姜、蒜等调料来改变食物的味道

以清蒸、炖煮或红烧为主，忌油炸、烧烤、煎炒的食物

图 2-10　食物烹饪注意事项

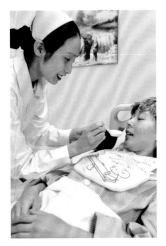

图 2-11　给卧床患者喂饭的方法

3. 鼻饲的家庭护理

当临终患者不能经口进食时,可通过鼻饲管注入营养丰富的流食。鼻饲是一项专业性护理操作,应在护士指导下进行。操作方法如下。

(1)安置体位。可取坐位、半坐卧位(抬高床头 30°)或仰卧位(头偏向一侧)。

(2)观察患者反应。鼻饲灌注时,先接注射器于胃管末端并回抽,抽出少量胃液,观察胃液,判断患者有无消化道出血或胃潴留。若有症状应停止鼻饲,待症状好转后,再鼻饲。鼻饲患者需要一个适应过程,开始量少而清淡,如牛奶、果汁等食物,以减轻对胃黏膜的刺激作用。每次先缓慢注入少量温开水,然后再灌注鼻饲流质或药物。

(3)注意事项。①胃管必须妥善固定,告诉患者,咳嗽时不能用力过猛,并用手夹住胃管;翻身时不要压迫胃管。②开始量少而清淡,以后逐渐增多。鼻饲液每次注入量不超过 200 mL,间隔时间必须大于 2 小时,温度应在 38 ℃ ~ 40 ℃。③鼻饲灌注后须用温开水 20 mL 冲洗胃管,以避免食物残留在胃管内发酵或变质,引起患者肠胃炎或堵塞管腔。④鼻饲完毕后,将胃管末端盖帽固定,并用纱布包好,再用安全夹固定。让患者保持半卧位 30~60 分钟后再使其恢复平卧位。⑤鼻饲管的更换必须由医生或护士操作。

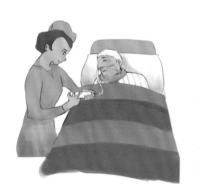

图 2-12　鼻饲方法

4. 用药照护

用药要在医生或药师的指导下进行。家属要了解药物的服用方法,比如药物是餐前、餐后还是餐中服用,观察用药后有无不适出现。

服用降糖药或注射胰岛素后,要注意观察患者会不会出现低血糖;服用止咳糖浆后 15 分钟再喝水;服用磺胺药要多饮水;服用退热药后要多饮水促进发汗。为避免药物呛入气管,要

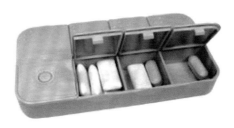

图 2-13　家用药盒

扶患者坐起来服药。为方便药物的服用,可以购买或自己制作家庭药盒,用不同的颜色来代表一天中不同的服药时间。

5. 翻身移位

每隔两小时变换一次患者的卧床体位,有利于预防压疮的发生。为患者翻身及移位时,要鼓励患者尽量利用自身残存的功能。从卧位变为侧卧位时,先把患者移向照顾者所站的床的一侧,此时要注意安全,谨防患者坠床。然后将患者双手放在腹部,照顾者发口令,协助其转向床的对侧。转身后要为患者拍背,并按摩背部、臀部,这些有益于预防肺炎及压疮。最后用软枕垫在患者的背部、胸部及两膝间、脚踝等易受压的部位。必要时加用床挡。

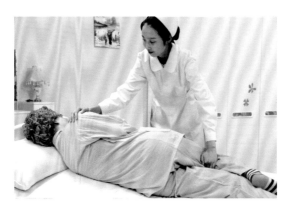

图 2-14　翻身

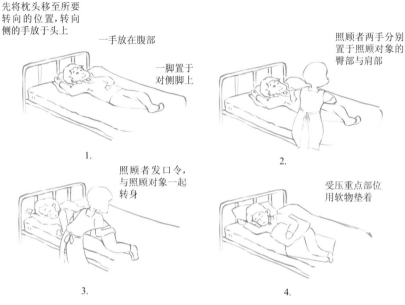

图 2-15　翻身的方法

6. 压疮照护

俗称褥疮,指身体的某部位因持续受压,而引起皮肤组织血液循环障碍,出现发红、肿胀、糜烂、溃疡甚至坏死。这些在长期卧床的患者中发生较多。预防压疮的方法是:避免局部组织长期受压,每两小时翻身一次;长期受压的部位,如偏瘫卧床患者的臀部、脚跟等部位要应用减压用品,如充气床垫、小垫子、小枕头等;在搬动患者时,要将其臀部抬起来,避免拖拽;大小便失禁、多汗的患者,要保持其皮肤清洁干燥,勤换衣服;为患者增加营养,食用富含锌及维生素 C 的食物,以提高其皮肤的抵抗力;经常给患者进行肢体按摩,改善皮肤的血液循环。

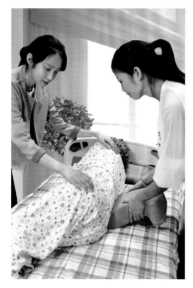 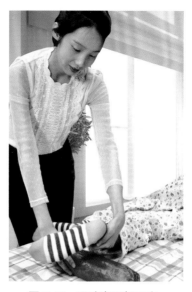

图 2-16　预防骶尾部压疮　　　图 2-17　预防脚踝部压疮

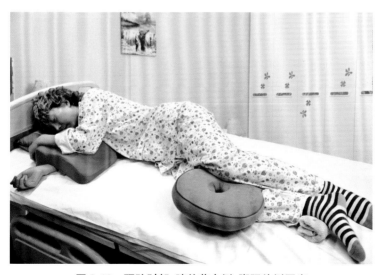

图 2-18　预防肘部、膝关节内侧、脚踝外侧压疮

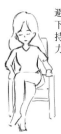 避免同一部位和
下身骨突等部位
持续受到自身重
力压迫

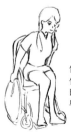 保持大腿水平
位；至少每小
时做一些移动
臀部的活动

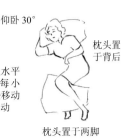 仰卧 30°

枕头置
于背后

枕头置于两脚

床头抬高 30° 或以下

踝外垫软物

图 2-19　预防压疮注意事项

（二）常见症状的舒缓疗护方法

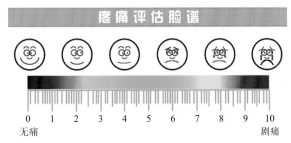

癌痛评估脸谱：0：无痛；1~3：轻度疼痛（睡眠不受影响）；
4~6：中度疼痛（睡眠受影响）；7~10：重度疼痛（严重影响睡眠）。

图 2-20　疼痛评估脸谱

1. 疼痛的舒缓

首先进行疼痛的评估，可以通过观察患者的面部表情或倾听患者
的诉说来了解其疼痛强度。然后再根据患者疼痛的情况制订疗护计

划。最有效的舒缓方法是服用镇痛药,根据疼痛评估,按"三阶梯"方法给药。

(1)轻度疼痛(疼痛评分为 1~3 分)。可以用一些非甾体类抗炎药,也就是生活中常见的阿司匹林、对乙酰氨基酚、布洛芬等。

(2)中度疼痛(疼痛评分为 4~7 分)。可以选用弱阿片类药物,如可卡因、氧可酮等,同时也可以与非甾体类抗炎药一起合用。

(3)重度疼痛(疼痛评分为 8~10 分)。用强阿片药物,如吗啡、美沙酮、哌替啶等,这些药物可能有恶心、呕吐、便秘等不良反应。

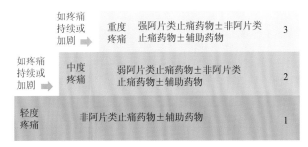

如疼痛持续或加剧 →	重度疼痛	强阿片类止痛药物±非阿片类止痛药物±辅助药物	3
如疼痛持续或加剧 →	中度疼痛	弱阿片类止痛药物±非阿片类止痛药物±辅助药物	2
	轻度疼痛	非阿片类止痛药物±辅助药物	1

图 2-21　三级止痛法

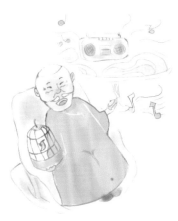

图 2-22　音乐疗法

除服用镇痛药物外,还有放松、想象、听音乐、转移注意力等其他方法缓解疼痛。放松,可以通过深呼吸、催眠、瑜伽等方法,使全身放松;想象就是让患者想象一些比较舒适、漂亮的场景,然后把自己置身其中,比如想象自己在一处美丽的海边,听着海浪声,感觉海浪拍打在脚上的清凉,嗅到风中咸咸的味道;选择轻柔或患者喜欢的歌曲、戏曲等。

2. 便秘的舒缓

便秘是晚期肿瘤患者常见的症状。约有 50% 的晚期肿瘤患者会发生便秘,使用麻醉止痛剂的患者此症状可高达 95%。便秘可能有不典型的症状,如恶心或腹胀。主要舒缓方法:做到规律排便,合理安排饮食,多吃富含纤维素的食物,多喝水,无糖尿病患者还可饮用蜂蜜水促进排便;适当增加活动;保持良好的精神状态,消除紧张因素;观察大便的形状、颜色等;适当进行腹部按摩;必要时可以借用药物促进排便,如用番泻叶,1 次 1~2 片,每日 1~2 次,或乳果糖,每 6 小时服用 30mL,直到解出大便为止。

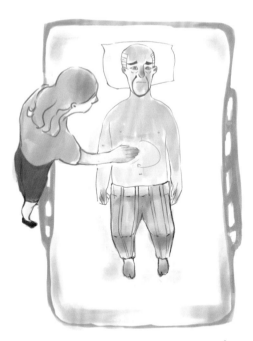

图 2-23　腹部按摩

3. 腹泻的舒缓

腹泻是排便次数增加和（或）粪便以液体形式流出，粪便稀薄并带有黏液、脓血或未消化的食物。主要舒缓方法：①合理安排饮食，清淡饮食，及时补充丧失的水分；②注意卧床休息，减少机体热量消耗，腹部保暖，克服不良情绪；③注意个人卫生，便后擦干净，用温水擦洗以保护臀部皮肤；④腹泻严重时，在医生或药师指导下给予药物治疗，如止泻、解痛可选用十六角蒙脱石（思密达）、颠茄等药物，若是感染原因，应酌情使用抗生素。

4. 排便失禁的舒缓

排便失禁是因为肛门括约肌不再受机体的控制而发生不可控制的排便。主要舒缓方法如下。①保持清洁：及时清洁被污染的衣服和被褥，保持室内空气清新，消除异味，定时开窗通风，创造一个良好的休养环境。②皮肤保护：在臀下铺防水单或一次性尿垫并及时更换，以减少皮肤刺激，排便后及时用温水清洗臀部的皮肤并轻轻擦干，可在肛门涂上凡士林或润肤油加以保护。注意观察肛门周围和骶尾部皮肤的变化，如有无红肿、破损或溃疡等，按摩受压皮肤也可预防压疮的发生。③功能训练：家属帮助患者进行肛门和盆底部肌肉的训练。具体方法为：取站位、坐位或卧位，先慢慢收缩肛门肌肉再慢慢放松为一次，连续练习 10 次后稍作休息，再重复以上练习，练习时间为 20~30 分钟，每天根据个人情况安排练习次数，以不感到疲劳为宜。在了解排便时间和规律的基础上，定时使用排便器，养成定时排便的习惯。④心理护理：排便失禁的患者会感到自卑、忧郁，家人应充分理解和尊重患者，并给予患者心理安慰，消除其不良情绪，树立信心，战胜疾病。⑤饮食护理：应多摄入富含纤维素的食物，如蔬菜、水果、粗粮等，少食辛辣和油腻食物，适当增加饮水量，每日饮水 1 500~2 000mL。

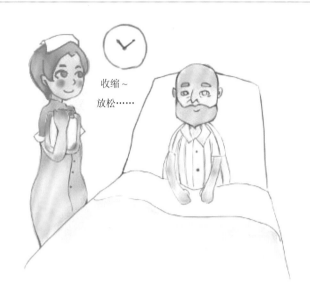

收缩~

放松……

图 2-24　取卧位,先慢慢收缩肛门肌肉再慢慢放松训练

5. 肠胀气的舒缓

临终患者由于胃肠蠕动减慢等因素而出现肠胀气,主要表现为腹胀、腹部痉挛性疼痛、腹部膨隆,严重时可出现气急或呼吸困难等症状。首先要了解导致肠胀气的原因,继而采取以下舒缓疗护措施。①对于轻度肠胀气者可进行腹部按摩、热敷等,以促进肠蠕动,缓解肠胀气。严重者可在医生指导下进行药物治疗或进行肛管排气。②在治疗过程中注意观察腹胀、腹痛等症状有无好转,腹部膨隆有无减轻,以判断治疗效果和胀气程度。③养成良好的饮食习惯。进食时要细嚼慢咽,勿说话,防止吞入大量气体,勿食过多产气食物或碳酸饮料。④适当活动,刺激胃肠蠕动,以减轻肠胀气。

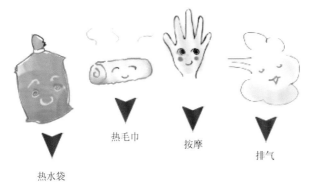

热水袋　　热毛巾　　按摩　　排气

图 2-25　热敷护理，帮助排气

6. 恶心、呕吐的舒缓

患者服用阿片类药物时易引发恶心、呕吐，应在医生指导下服用止吐剂，直至呕吐停止。舒缓疗护措施有：①选择清淡易消化的食物，合理搭配饮食，注意休息；②给予心理支持，消除不良情绪；③避免环境嘈杂，开窗通风，环境要舒适。

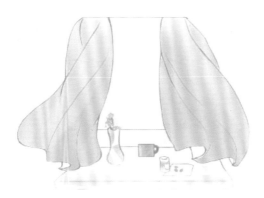

图 2-26　开窗通风

7. 呃逆的舒缓

呃逆即打嗝，指气从胃中上逆，喉间频频作声，声音急而短促。在临终患者中,腹胀、食管反流、膈肌或膈神经受到刺激,以及尿毒症、发热、感染等引起的中毒均可引发呃逆。舒缓疗护措施有:①吞咽颗粒状的糖(一匙糖,不加水干吞)、吞咽干面包或迅速喝下两杯温热水;②按摩外耳道或颈部背面;尝试打喷嚏、屏气及纸袋呼吸等方法。

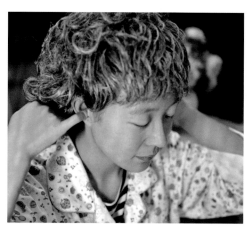

图 2-27　按摩外耳道

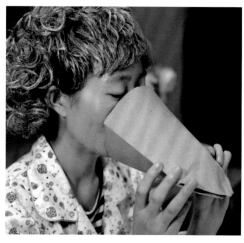

图 2-28　纸袋呼吸

8. 呼吸困难的舒缓

导致临终患者呼吸困难的主要原因是呼吸道分泌物增多。舒缓疗护措施如下。①吸氧。若患者出现缺氧，可给予吸氧使氧饱和度在90%以上，可以鼻管或面罩给氧。②采用"腹式呼吸"和"缩唇呼吸"。"腹式呼吸"可通过增加腹部压力，把横膈膜向上顶，帮助肺泡收缩，把气体排出去。气体顺利排出之后配合腹式呼吸，将腹部向外撑开，帮助横隔膜向下拉，肺泡张开的空间变大，吸入的气体也会变多。"缩唇呼吸"即吐气时噘起嘴唇，能帮助撑开

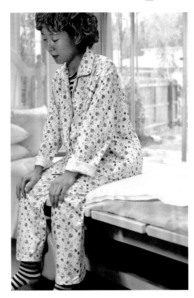

图 2-29　呼吸困难时，适宜坐位舒缓

呼吸道，让呼吸道的管径不至于塌陷，从而让气体顺利地流通，同时还可以增加肺的扩张以改善气体交换。③采取合适体位，如坐位或半坐位。让患者两腿下垂，两脚分开，两手支撑在两膝上，使腹壁和胸廓易于扩展，为肺扩张和换气提供大的空间。④保持室内空气新鲜，通风流畅。

9. 食欲减退的舒缓

造成食欲减退的常见原因有：患者身体功能衰退，吸收能力降低，以及药物副作用、抑郁、便秘等。舒缓疗护措施：①饮食上要注意食物的色香味调配，以增进患者食欲。禁食油腻或煎炸食物；饭后半小时内勿平卧。②随季节添加能够引起食欲的食物，如柠檬汁、柠檬、柑橘类水果或醋。③进行口腔健康检查，定期清洁口腔，包括牙齿、牙龈和舌

部,找出可能引起不良味觉的口腔问题。④按功能性消化不良进行药物治疗,可用胃动力药、助消化药等,也可用皮质类固醇类药物治疗。

10. 吞咽困难的舒缓

吞咽困难是指食物从口腔至胃的运送过程中受阻而产生咽部、胸骨后或食管部位的停滞梗阻感,是大多数咽喉部、中枢神经系统疾病和食管癌患者的常见症状。舒缓疗护方法主要有:①选择软食或半流质饮食,避免粗糙干硬、辛辣等刺激性食物;②吃饭或饮水时保持端坐,头稍微前倾,放松,不交谈;③给患者提供充足的进餐时间,每次喂食量要少,交替喂液体和固体食物,喂饭速度要慢,让患者充分咀嚼、吞咽后再喂食;④在进餐前让患者适当休息;⑤注意保持进餐环境安静、舒适;进餐时,避免进行其他治疗性护理操作;⑥减少进餐时环境中会分散注意力的干扰因素,如电视、收音机;⑦在床旁备吸引器,必要时吸出阻塞物;⑧鼓励能吞咽的患者自主进食,少量多餐,摄入高能量的食物。

11. 虚弱和疲乏的舒缓

有 70%~100% 的临终患者会有虚弱和疲乏的状况。生理上的诱发因素可能为贫血、恶病质、肿瘤转移等。心理上的诱发因素可能为焦虑、抑郁、失眠、忙于治疗疾病及身体能力变差等。舒缓疗护方法主要有如下两种。

(1)阶段性的有氧运动。从低运动强度开始,根据患者身体情况渐进地增加运动强度,心跳最大增量50%~70%。慢慢增加到每周 3~5次,每次 15~30 分钟。但当出现心肺具有危险因素、血小板太低、贫血及发热等情况时,则不适合此项运动。

(2)能量节省策略。有些事由他人代劳。让患者使用床边的便器,这样就不用走到卫生间。洗澡时坐在凳子上,或者改为在床上擦浴等,都可以节省力气。

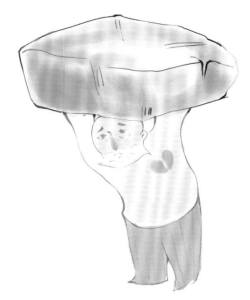

图 2-30　疲乏无力，犹如头顶巨石

12. 留置导尿管临终患者的舒缓疗护

（1）导尿管应妥善固定，保持引流通畅。

（2）观察尿液的色、质、量。正常尿液为淡黄色，无混浊。24 小时正常尿量为 1500~2500mL。

（3）保持尿道口清洁，每日两次清洁会阴，每周更换一次集尿袋，每月更换一次导尿管。

（4）鼓励多饮水，饮水量宜为每天 2500~3000mL，以减少尿路感染发生的概率。

（5）促进膀胱反射功能的恢复。可采用间歇式夹管方式，即夹闭导尿管，每 2~3 小时开放一次，使膀胱定时充盈和排空，促使膀胱功能的恢复。

（6）定时开窗通风，保持室内空气清洁。

（三）临终患者的心理舒缓疗护

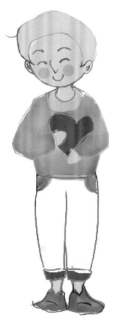

图 2-31 临终患者的心理护理

我们的身体需要一个归宿，我们的灵魂也期望有一个归宿；我们的身体需要一个温馨的家，我们的精神也祈盼一个温馨的家。如何到达这个终极理想的"归宿"和温馨的"家"，心理舒缓疗护至关重要。

1. 抑郁

抑郁症又称抑郁障碍，是临终患者常见的心理问题。其主要特征为显著而持久的心境低落，是心境障碍的主要类型。治疗和舒缓抑郁的方法如下。

（1）适当的运动。运动可以赶走低落的情绪。根据个人情况，进行适当的床上运动、散步等活动，不要一味地静养。

（2）多听音乐。研究人员发现，听音乐是仅次于运动的第二种有效治疗抑郁症的手段，当然要选择自己喜欢且充满活力的音乐。

（3）经常深呼吸。选择一个舒服的位置坐下，闭上双眼，全身放松，呼吸缓慢自然，默念喜欢的话语。这种方式可以通过降低呼吸频率、心跳频率和血压来缓解紧张情绪。

（4）保证充足的睡眠。睡眠不足会使人焦躁，因此要保证每天 7~8 小时睡眠，并且睡前要尽量放松。

2. 终末期心理状态分期

（1）否认期：患者感到震惊，否认自己患不治之症。

（2）愤怒期：患者愤怒。

（3）协议期：患者仍抱有希望，配合治疗与护理。

（4）忧郁期：患者产生悲伤、退缩、情绪低落、沉默、哭泣等反应。

（5）接受期：患者接受即将面临死亡的事实，情感平静。

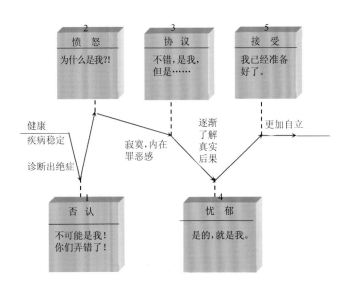

图2-32　终末期心理状态分期

3. 针对不同心理状态分期的患者的照护

（1）否认期：真诚地对待患者，但不要揭穿患者的防卫机制，经常陪伴患者，与患者讨论死亡的话题。

（2）愤怒期：倾听患者的心理感受，允许患者通过发怒、抱怨、不合作等方式发泄情绪，做好家属的工作，给予患者宽容、关爱和理解。

（3）协议期：予以指导和帮助，使患者更好地配合治疗，控制症状。

（4）忧郁期：给予患者精神支持，陪伴患者，预防自杀，尽量满足患者的合理要求。

（5）接受期：尊重患者，减少外界干扰，尽量不干扰患者，加强生活护理。

4. 为什么要与临终患者进行沟通

（1）"三个有利"。①有利于进行死亡观教育。②有利于缓解临终老年患者的心理痛苦。③有利于体现社会的关爱与温馨。

（2）"四种方式"。与临终老年患者沟通时，除口头语言、书面语言和肢体语言方式外，还可以应用视觉沟通、听觉沟通、触觉沟通、关注及倾听等特殊的沟通方式。①视觉沟通主要指与临终老年患者沟通时目光、身体的姿势和面部表情。②听觉沟通主要有语言沟通和音乐沟通两种。③触觉沟通通过与临终老年患者的恰当接触，了解患者的情绪和心理变化，以达到沟通效果。触摸是与临终老年患者沟通的显著有效的方式。④关注和倾听是通过非语言行为表达积极和肯定情感的交流方式。关注和倾听是自然的情感流露，能够真实、深切地体现尊重和关怀的态度，其重要性往往超过其他的沟通方式。

（3）"五个阶段"。家庭会议是沟通中的一个重要方式，包括以下五个阶段。①做好准备工作，包括合适的地点以及谁将要参与讨论。②了解临终老年患者知道了多少信息。③了解临终老年患者还想知道哪些信息。④让临终老年患者一起参与拟定议程，议程中要有目标、病情诊断、治疗计划、预后情况及各方面的支持。从临终老年患者提出的问题开始讨论。分步骤向临终老年患者讲解，使用通俗易懂的语言，随时了解其接收信息的程度，必要时强调和进一步说明自己的观点。时常向临终老年患者重申你所说的内容，仔细倾听他（她）的意见和建议。⑤要用同理心对临终老年患者的感情做出相应的回应。

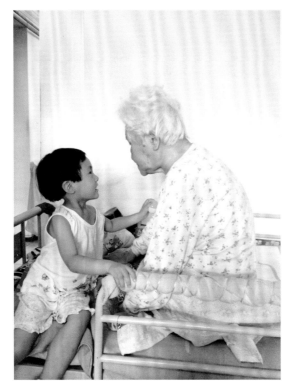

图 2-33　同理心：即对患者的想法不加评论，接受观点，
明确情绪，接着尝试与之交流，并一起感受

（4）"六项要求"。临终阶段是人生的最后阶段，临终老年患者的生理和心理明显不同于一般患者，因此，与临终老年患者沟通具有特殊要求：①真诚对待；②避免伤害；③恰当运用感情；④及时沟通；⑤选择恰当的沟通方法；⑥注意语言的应用技巧。

第三篇　居丧照护基本知识：
对丧亲者的关爱

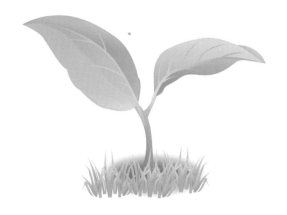

据调查，82% 的人于亲人去世后常感孤独寂寞，1/3 的人更透露曾有自杀念头。当临终患者将要完成生命旅程的时刻，也正如一位患者所表达的，是"长途旅行之前的最后歇息"。在这个时刻，临终患者的家属仍将继续旅行，所以，对家属的关爱更为重要。

一、什么是居丧照护

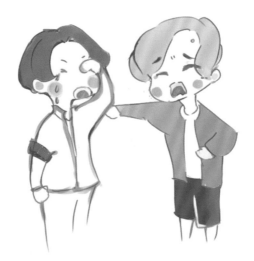

图 3-1　居丧照护：家属心理照护（1）

亲人特别是自己心爱的人去世的悲伤是人生经历中最强烈的一种痛苦体验。

当人们看到亲人被火葬时，会产生一种刻骨铭心的死亡恐惧感，给人们造成极其强烈的心理震撼。所以，对临终患者家属的照护也是临终关怀的重要内容。对临终患者家属的帮助称为居丧照护，是在晚期患者去世后向患者家属提供的一种社会支持。

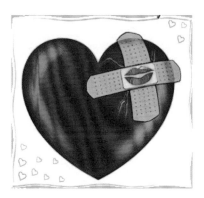

图 3-2　居丧照护:家属心理照护(2)

二、居丧照护怎么做

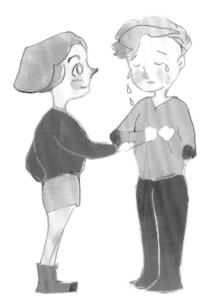

图 3-3　陪伴与聆听,协助释放悲痛

临终关怀中的居丧照护服务,通常是由护士、社会工作者和志愿者完成的。从晚期患者进入濒死期,即应开始协助患者家属做好后事准备。患者去世后,应协助办理丧葬事宜,并重点做好家属的居丧辅导工作。根据国外的经验,对家属的居丧辅导工作一般需持续一年的时间。居丧照护的内容和方法可分为以下四个方面。

(一)陪伴与聆听

此时的悲伤者通常最需要的是一位能够理解、有同理心的"听众"。因此,对于临终关怀居丧照护者而言,非常重要的工作是如何适时地引导他们说出内心的悲伤与痛苦。在居丧照护过程中,有时做个好听众比做个好劝导者更为重要。

(二)协助办理丧事

协助悲伤者组织完成葬礼,帮助悲伤者接受"死者已逝"的事实。同时能够将亲朋好友聚在一起,向悲伤者表达关怀与爱,提供社会支持和帮助。

(三)协助表达内心的悲痛情绪

居丧照护者应做到以下几方面。

(1)协助释放悲痛:应协助悲伤者自由、痛快地哭出来,而不要压抑内心的悲痛。

(2)协助表达愤怒情绪。

(3)协助表达罪恶感:既要给予悲伤者表达罪恶感的机会,同时又要适当地让悲伤者意识到自己的想法是非理性和不实际的。

(四)协助处理实际问题

亲人去世后居丧者家中会有许多实际问题需要处理,应深入了解他们的实际困难,积极提供切实可行的支持和帮助,如协助居丧者独立生活、建立新的人际关系,鼓励居丧者积极参与社交活动等。居丧者近期内不要做重大决定。

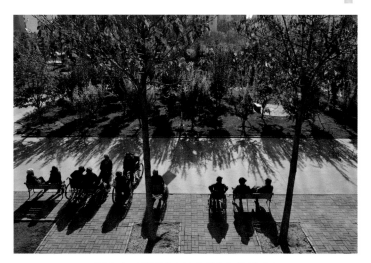

图 3-4　舒缓压力的方法（户外活动）

三、什么是悲伤

悲伤可分为正常悲伤和病态悲伤。正常悲伤是自然的，是能把悲伤情感控制在不伤害身体的范围之内，并能尽快从心灵痛苦中超拔出来。病态悲伤则相反，是应该避免的。

（一）正常悲伤

正常悲伤又称"自然悲伤"或"非复杂的悲伤"。美国哈佛大学医学院精神科教授沃尔登从情感、生理、认知和行为四个方面论述了正常悲伤的表现。

1.情感方面

包括忧愁、愤怒、罪恶感（自我谴责）、焦虑、孤独、疲乏、无助感、怀念、解放、解脱及麻木等表现。

2. 生理感觉

胃部不适、胸部不适、喉部不适、对声音过分敏感、呼吸短促、自身解体感、肌肉衰弱、浑身乏力及口干。

3. 认知方面

无法接受死亡事实，混乱，全神贯注思念死者，强烈感觉死者的存在及幻觉。

4. 行为方面

失眠、食欲缺乏、心不在焉的行为。避免提及死者、寻找、叹息、坐立不安、过度活动、哭泣、停留在死者常去的地方、保留死者遗物，以及佩戴一些物品以怀念死者。

（二）病态悲伤

在悲伤过程中，由于某些因素使正常悲伤过程过度延长或无法完成，则可能导致病态悲伤。病态悲伤大体分为以下四类。

1. 长期的悲伤

悲伤持续的时间过长，仍不能基本缓解。长期悲伤的原因主要是"分离的冲突"。

2. 延迟的悲伤

又称"压抑悲伤"，指悲伤未能充分表达而受到压抑，哀伤的情感显露较晚。

3. 过度的悲伤

丧亲者能够预知自己在死者去世后的各种反应，但是，当悲伤来临时由于反应剧烈不能自我控制，以至达到非理性的程度，可能表现为对死亡的极大恐惧。

4. 掩饰的悲伤

悲伤者的经验能够使其了解其被悲伤困扰的行为与症状，但不能意识这些行为或症状与丧失有关，因而采取自我掩饰的防卫方式，未能借外显行为表达其悲痛之情，会造成适应不良行为、生理疾患和精神症状。

病态悲伤对人体行为有极大危害，会导致很大生理和心理疾患的发生，严重者可导致死亡。

四、临终患者家属的心理反应会经历哪些阶段

美国心理学家派克斯（Parkes，1972）通过研究提出了个人悲伤反应的四阶段论。这四个阶段是循序渐进的，每个阶段间的转换是逐渐推进的，中间没有明显界限。

（一）麻木

丧失亲友的第一反应是麻木和震惊，特别是突然和意料之外的亲友死亡。产生这种反应的人可能会发呆几分钟、几个小时，甚至几天，不能通过正常渠道发泄自己的悲伤。

（二）渴望

麻木反应之后是内心的悲痛，并常常表现为渴望见到已逝去的人，真切地希望死去的人能够回来。虽然知道寻找死去的人是白费工夫的事，但他们仍然反复回想（忆）死者去世前发生的事情，似乎这样做可以发现以前有什么地方出了错，现在可以纠正过来。有时丧失亲友的人会强烈感觉到死者的存在，经常看到死者的影子或听到他的声音。

(三)颓丧

悲痛的程度随着时间的推移渐渐消减,但与此同时丧失亲友者会变得颓丧,感到人生空虚没有意义,并对周围的事物不感兴趣。

(四)复原

痛逐渐削减到可以被接受的程度,并开始积极地探索可以面对的世界。这时居丧者往往能意识到:只有放弃原有的"自我",放弃不现实的希望,才能有新的开始,生活仍然充满着希望。

五、临终患者家属会有哪些需求

(1)需要知晓病情及照护的相关问题,获得其所关心问题的相关信息。当下使其焦虑不安的是其最迫切知晓的事物,而非广泛的全部内容。

(2)需要知晓医疗小组中,哪些人是主要照护者。需要特定的护士担任代言人负责联络与协调,以便随时能进行咨询。

(3)需要主动参与患者的日常照护工作。需要被告知或被指导如何照护患者,而不会弄伤患者或干扰医护工作;护士可带领家属一起执行完整的尸体清洁工作,过程中鼓励其说出心中的悲伤并与亲人道别。

(4)需要知晓亲人是否受到良好的照护。在常规处置中,应解说并展现真心关怀的照护过程。当得知患者有舒适、安全的身心状态时,家属会觉得放心。

(5)需要被关怀和支持。有效地鼓励其表达任何正负向情绪,提供放松、友善的环境,使其身心得到舒解,以便担负更长远的照护职责。

(6)需要知晓家属去世后的相关事宜。有关死亡时的身体特征以及立即性处置、器官捐赠事宜、尸体停放太平间的规章、死亡诊断书的取得、葬礼安排等信息。

(7)需要知晓相关社会资源,如经济资助、义工团体等。

六、临终患者家属可能出现哪些健康问题

(一)多重压力

家属通常是第一个知道患者病情的人,而又拿不定主意是否应该告诉患者真相。如果家属未告知患者真相,就要承受双倍的压力。既要承受患者疾病的压力,又要忍受内心的痛苦,在患者面前掩饰自己的真实情绪,抑制自己的悲伤。如果家里经济困难,还要考虑医疗费用的问题,这种沉重的压力严重影响家属的身心健康。

(二)内疚感

在长期照顾临终患者的过程中,因精神、体力和经济消耗很大,整个家庭被拖累。临终患者家属往往会产生非常矛盾的心理,有时欲其生,有时欲其死。当这种心理产生时,又会引起家属强烈的内疚感和罪恶感。另外,当患者病情发展变化很快,已经无法挽回时,家属又会因为自己未能进行很好的照料而感到内疚和不安。

(三)疲惫及憔悴

临终患者在住院治疗期间,家属奔波于医院、家庭和工作单位之间,既要照顾患者、照顾家庭,又要工作,常感到缺乏休息和睡眠不足,非常疲劳,加之过重的精神压力,使患者家属显得过于疲惫和憔悴,常

常无精打采。

（四）营养失衡

精神压力和过度疲劳使临终患者家属没时间和精力去考虑自己的营养问题，导致营养物质缺乏、消瘦、抵抗力下降，给心身衰竭埋下隐患。

七、作为临终患者家属你会自救吗

临终患者家属应该学会自我调适，能让自己逃脱痛苦的仍然是自己。

（一）自我痛苦和困惑怎么办

运用自我疏导的方法。在亲人尚未死亡之前就要开始逐渐表达哀伤，这是家属在面对家人真正死亡时最好的适应方法。在安静、独处的场所，发泄心中的悲伤，将内心的痛苦和真实的想法说出来。

（二）家人之间的意见不同怎么办

最正确的方法是，将决定权交给患者，这样患者安心，家属也不感觉困惑。

（三）家属是否要告知病情真相？如何告知？

临终患者有知情权，所以病情真相应该让患者知晓。但在实际生活中，应该灵活掌控。如何告知病情真相是困扰家属的常见问题。患者主动询问应诚恳回答，否则与患者无法深入沟通，彼此"演戏"也无法交代后事、完成患者心愿，可能造成生死两憾。

（四）自我身体消耗怎么办

自我身体要保持健康，精力充沛，做好自我心理疏导；生活要规律，积极寻求社会支持。

（五）如何解救自己的心灵

（1）适当参与临终患者的治疗护理计划，了解并参与临终患者的治疗和护理情况，心中有所寄托，而且有机会为自己的亲人提供一些护理，使心理上得到一些安慰。

（2）做好丧葬相关事宜。优质的丧葬服务是一种尊重亡者和生者意愿的表现，也是对生者良好的心理支持和安慰。应尊重临终患者的生前意愿，举行适宜的追思活动和丧葬仪式，以寄托哀思、表达情感和告慰生者。

八、临终患者家属如何回归生活

（一）积极参与社会活动

寻找和培养自己的广泛兴趣。走出家门，参与娱乐活动。不断学习，接受新鲜事物以充实生活。

（二）做慈善达人

帮助他人，以体现自我价值感，可以满足自我实现的需要。

（三）外出旅游

变换环境，转移注意力。走出充满回忆的地方，在美丽的大自然中,与亘古不变的大山、河流同在,可以尽快淡化精神上的痛苦,重新开始新生活。

(四)信物纪念

若家属非常想念自己的亲人,不要阻挡或自我克制,应该尽情地追思纪念,以寄托哀思。回忆往事既是合理的情感疏泄,也是老年人的心理习惯之一。居丧家属可以从回忆中得到满足和自尊。因此,老年人可以通过书信或日记的形式,将自己的眷恋和怀念之情写出来作为永久的纪念。

第四篇　社区居家临终关怀基本知识：
幸福之地——家中的告别

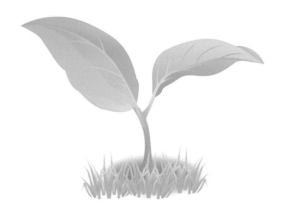

在患者最熟悉的家庭实施给予临终关怀服务,可以使临终患者获得最安全、温馨、舒适及经济负担最轻的照护。我国的大多数居民受传统文化的影响,一向认为安然死在自家的床上,旁边又有家人陪伴是最理想的结局。社区居家临终关怀是临终关怀服务的理想形式之一,能够帮助患者实现真正意义上的有尊严的死亡。

一、什么是社区居家临终关怀

社区居家临终关怀是社区临终关怀服务的一种形式,由社区医护人员、社会志愿者等组合的临终关怀服务团队,为居住在家中的临终患者及其家属提供缓和性和支持性的照顾。居家临终关怀,对临终患者来说,在最后一刻能感受到家人的关心和体贴,减轻其生理和心理上的痛苦;对家属来说,能尽最后一份孝心,使逝者无憾,生者无愧,是目前最普及的临终关怀服务形式。

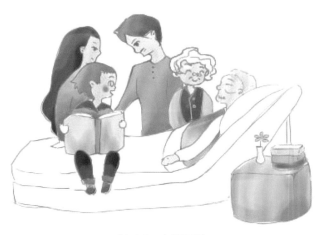

图 4-1　家的温暖

二、社区居家临终关怀有什么意义

社区居家临终关怀符合我国的民俗习惯，是实现患者真正意义上的有尊严的死亡，体现生命价值与质量的理想形式。社区居家临终关怀是人口老龄化程度日益严重、临终关怀服务需求持续增长的需要。社区居家临终关怀可以有效缓解临终关怀机构相对缺乏、医疗配备不足的情况，还可以节省医疗花费，减轻家庭的经济负担，帮助临终患者平静、舒适、有尊严地死亡。并且患者死后为其家属提供哀伤服务。

三、社区居家临终关怀有何优势

社区居家临终关怀是给社区临终患者创建一个舒适、安宁的关怀环境，给其家属提供精神上的慰藉。这并不是放弃患者，而是在家庭中接纳患者，关怀患者，把时间还给患者，让患者掌握每一天。在家中实施临终关怀服务，患者可以获得最安全、温馨、舒适及经济负担最轻的照护，在自己最熟悉的环境中，在亲人的陪伴和关注下离开人世。在家庭环境中能够开展良好的支持服务，为照顾临终患者提供更多的机会。大多数患者更愿意在家中享受温馨的亲情，这有利于家庭成员为临终患者奉献爱心、孝心，有利于患者享受亲情的温暖。

四、开展社区居家临终关怀应具备什么条件

对家庭环境的要求包括家庭氛围、室温、布置等。家庭环境能够使患者获得安全、舒适、经济的照顾。可以让患者接受朋友的探视，能够与亲近的人亲密相处。要求家属能够应对严重病情及自身身体健康。

对医护团队，要求有社区护士、执业医生各一名，均经过临终关怀理论与技能培训，能迅速应对新出现的问题，具有正确的死亡观和良好的职业道德。

五、如何开展社区居家临终关怀服务

（一）服务内容

涵盖医疗、护理、心理疏导、镇痛、转介等多方面服务内容。

1. 基本医疗

包括对发热、疼痛、失眠、胃肠道症状等的控制治疗以及对症支持治疗等。

2. 护理照顾

如导尿、灌肠、预防压疮、导管的护理及输液等治疗，帮助晚期肿瘤患者解决常见的尿潴留、便秘等症状。

3. 心理安抚疏导

包括引导患者、家属正确面对死亡，清除恐惧、烦躁等心理。提供音乐、感兴趣的事及美好的回忆。帮助患者完成心愿。同时开展哀伤辅导。

4. 对家属的培训

如居家照顾患者的护理常识，精神上的安慰和照料，包括环境布置、口腔皮肤护理、进食和排泄的护理、翻身擦背、生命体征的监测等。

5. 根据需要,提供转诊

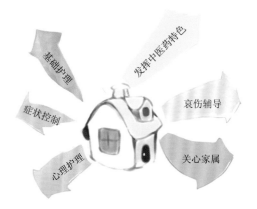

图 4-2　居家临终关怀服务内容

(二)服务方法

设置社区居家临终关怀病床,全科团队根据患者的需要定期上门开展临终关怀服务。并通过加强与社区医院临终关怀病房的沟通与交流,建立社区居家与临终关怀机构的相互转介制度。

（三）服务流程

1. 社区居家临终关怀门诊接待患者（确定服务对象）流程

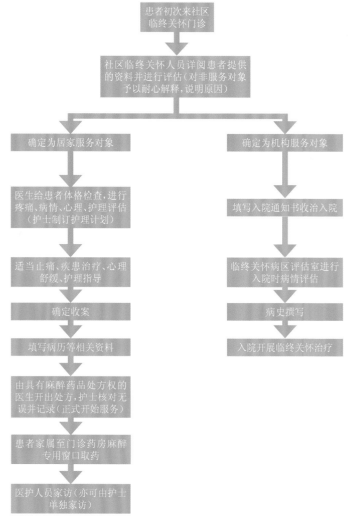

图 4-3　社区居家临终关怀门诊接待患者（确定服务对象）流程

2. 社区居家临终关怀接待患者家属（确定服务对象）流程

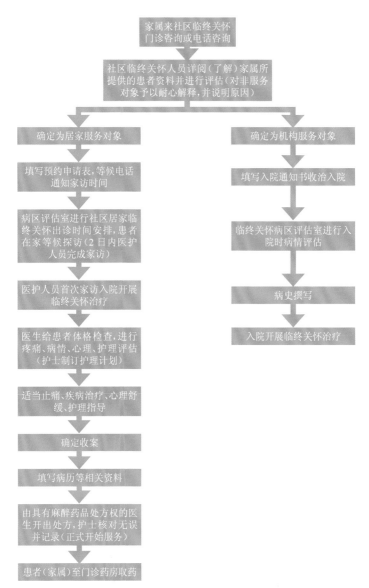

图 4-4 社区居家临终关怀接待患者家属（确定服务对象）流程

第五篇　死亡教育基本知识：
寻找心灵的归宿

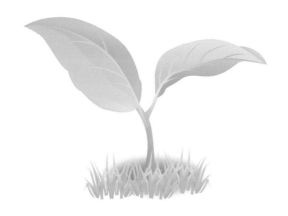

人们往往会回避死亡的话题,更谈不上死亡教育。有些临终患者一直挣扎到最后一刻,仍抱着康复的希望,几乎不能心平气和地接受死亡。这样的临终患者越是想要回避不可避免的死亡,他们所付出的精神代价也就越大;越难于接受死亡,越难以平静地有尊严地死去。所以死亡教育可以使临终者在死亡来临之时不致感到恐惧不安,能够从容自然地接受死亡,保持死亡的尊严;可以使生者珍惜生命,所以死亡教育应是人生的必修课。

一、中国人的死亡态度是什么

在中国,"死"这个字是很避讳的。因此,博大精深的中国文化中,可以找到许多的说法替代"死"。中日友好医院心理咨询门诊副主任王彦玲,多年来对居丧的就诊者进行心理辅导,她说:"其实面对亲人的离去,每个人都会痛苦。但如果接受过死亡教育,面对死亡可能会更坦然。"在中国,很难见到家长能够坦然地与孩子谈论死亡,很难见到家长带着年幼的孩子去殡仪馆送故去的人最后一程。有些人可能觉得殡仪馆'阴气重',有些人觉得说死不吉利,也有人怕见到鬼。无论在东方还是西方,死亡都是一个沉重的话题。当我们看到很多人平静地处理自己身后的财务,坦然谈论和面对死亡的时候,都会对他们肃然起敬。

中医气化学说及古代哲学家认为,人类由天地之精气结合而生。《素问·宝命全形论》说:"天地合气,命之曰人。"按照中医气化说的解释,人的生死过程,也就是气的聚散过程。《论衡·论死》中提到:"阴阳之气,凝而为人;年终耗尽,死还为气。"《庄子·知北游》也有关于生死的类似论述:"人之生,气之聚,聚则为生,散则为死。"

二、什么是死亡教育

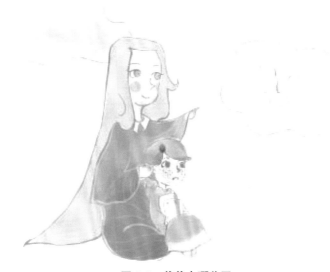

图 5-1　爷爷去哪儿了？

死亡教育，让人们理解生与死是人类自然生命历程的必然组成部分，要正确面对自我之死和他人之死，消除对死亡的恐惧、焦虑，做好心理上的准备，树立科学、合理、健康的死亡观。在西方国家，老师会让小学生给自己写墓志铭，家长也会带着他们一起到墓地和故去的长辈说说话。这其实就是一种死亡教育。所以，对全社会成员开展死亡教育十分必要。

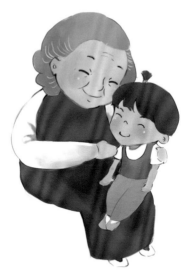

图 5-2　天然的教育

三、开展死亡教育有什么意义

　　死亡离我们遥远吗？只有在相遇死亡的时候才思考死亡吗？生老病死是人之常情，人们往往能接受自然死亡，但很难接受意外死亡。死亡是一个人一生必须经历的，但目前关注死亡的人仍很少。如果有一天我们能给即将离开的人以温暖，如果我们自己面对死亡也能很平静，那才是真正的成熟。

　　死亡教育其意义是可以减轻晚期患者的恐惧和焦虑，有利于帮助患者平静地接受死亡，可以使死者家属得到安慰。死亡教育可以使人们获得死亡知识，对死亡有一个科学的认识，提高人们为濒死患者提供心理帮助的能力，还能够减少青少年的意外死亡。死亡教育有利于确立正确的人生观和价值观。有利于促进人类文明，提高社会整体素质。

四、世界各国是怎样开展死亡教育的

(一)国外开展死亡教育的情况

1. 美国是死亡教育的发源地

到 1976 年,美国已有 1500 多所中小学校开展死亡教育课程。在"死亡课"上,曾在教育部接受过专门训练的殡葬行业从业人员或护士会跟孩子们认真地讨论人死时会发生什么事,并且让他们通过表演的方式,体验突然成为孤儿的凄凉感觉。对于孩子提出的"死亡问题",家长们会如实地回答。孩子们还会在家长或老师的带领下,到专为绝症患者提供善终服务的宁养院,把花瓣轻轻撒向临终者的床榻,微笑着目送他们告别人世。

美国利奥·巴斯卡利亚写了一本《一片叶子落下来——关于生命的故事》,适合 3~9 岁的孩子阅读。发行量已经超过 1800 万册。这本书借一片叶子从春天的萌芽,到夏天的生机盎然,到秋天的成熟,最后枯萎,离开树枝,归于大地的过程,告诉孩子,死亡是那么的自然,那么的美与平静,我们为什么要

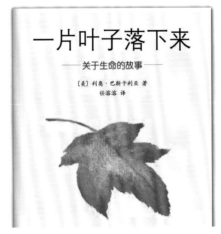

图 5-3 叶子去哪里了?

害怕死亡呢?我们应该像那片叶子一样,为自己曾经是树的生命的一

部分而感到骄傲。书中叶子的对话在孩子的内心种下了生命希望的种子。

"既然我们都要飘零落下,干吗还要生长在这里呢?"

"是为了享受太阳和月亮,是为了一起过那么长一段快乐时光,是为了把影子投给老人和孩子,是为了让秋天变得五彩缤纷,是为了四季,难道这些还不够吗?"

2. 英国皇家学院于 1976 年成立了死亡教育机构

其开设了远程教育课程。1988 年出台的教育改革方案中包括"死亡和悲哀"等学习项目,健康教育的标准也包括了"死亡和丧失"课程,为年龄低至 11 岁的儿童开设与死亡有关的课程。教育部门认为,这门课程将帮助孩子们"体验同遭遇损失和生活方式突变有关联的复杂心情",并且学会在各种"非常情况下把握对情绪的控制力度"。

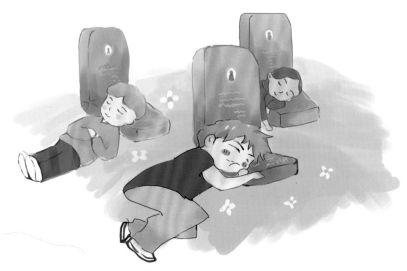

图 5-4　墓地上躺一躺

(二)我国死亡教育的开展情况

(1)在我国,死亡教育极度缺乏。20世纪末以前,我国没有关于死亡教育的书籍,学校也没有开展关于死亡或者生命教育的课程。直到1995年,由孟宪武编写,上海文化出版社出版的《话说临终关怀》,才开启我国死亡教育的科普之路。之后又陆续出版了相关书籍,如:2004年,由施永兴、庞连智编写,上海科学普及出版社出版的《让生命享受最后一缕阳光——临终关怀百题》;2006年,由北京大学出版社出版的中国台湾作家傅伟勋编写的《死亡的尊严与生命的尊严》;2007年,由史宝欣主编,重庆出版社出版的《生命的尊严与临终护理》等书籍。2008年,广东药学院开设《死亡教育》课程,并配有专门的教材——《死亡教育》,该书由广东药学院专家编写,是我国早期死亡教育教材。

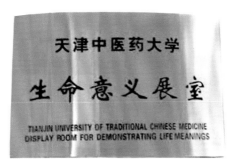

图5-5 生命意义展室(天津中医药大学)

(2)从20世纪末开始,我国台湾地区学校广泛开展生命教育活动,并把2001年定为台湾的"生命教育年"。目前,台湾小学开展的生命教育活动非常丰富多彩,内容包括"生命的旋律"和"温馨你我他"。在"生命的旋律"教学单元中,由教师讲解有关生命起源的问题;"温馨

你我他"单元则主要是通过课外活动来完成。中学普遍开设正规的
"生命教育课",编制了生命教育教材及"生命教育教师手册"。

五、如何开展死亡教育

不同年龄阶段对死亡的态度不尽相同,教育者只有充分了解不同
年龄阶段对死亡的认知,才能有的放矢地进行死亡教育。

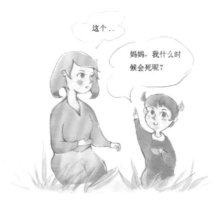

图 5-6　孩子们在想……

（一）婴幼儿及青少年阶段

死亡教育必须从孩子开始,可使孩子对生命和死亡有初步的认知,
能够凭借这种知识接受身边的死亡,即给孩子一个提前的心理准备。
通过生命教育建立对生命和死亡的认识,更加了解生命的可贵,远离危
险,保护生命。

1. 婴幼儿期

对婴幼儿(0~2 岁)可以讲死亡吗?又如何讲呢?婴幼儿阶段的孩
子,刚学会吃喝拉撒和说话,对"死亡"没有概念,也很难明白死亡是怎

么回事。他们可能以为死亡是暂时的或是可逆的,并且他们可能期待已故的亲人再回来。只能从爸爸妈妈那里知道,死亡仿佛是件不好、不开心的事。逃避是他们常常使用的应对策略。

这个阶段,家长可以用一些比喻、拟人的方法解释"死亡",比如可以把孩子心爱的玩具比喻死亡,玩具坏了,没法恢复了,就是死亡了。也可以把死亡比喻为人生很厉害的病,救不活,要离开我们了。家里有老人去世时,就可以这样告诉他们,让他们对死亡有个感性的认识。

2. 学龄前期

由于认知发展的阶段性,学龄前的儿童仍然无法理解死亡的不可逆性。如果父母亲离开人世,他们常常幻想是他(她)们在做一次短期旅行,不久就会回来。以玩耍的方式逃避是该阶段儿童的主要应对策略。这时他们已经有了一定的社会认知能力,已经慢慢学会思考,在家长的教育下,能辨别一些最基本的是非。一味地用比喻、举例子的做法,孩子反而容易被弄混,这时父母首先要做的"生命教育"就是,告诉孩子死亡是一件很危险的事,帮助孩子树立好安全意识。

国外曾做过实验,把婴儿举到悬崖边时,婴儿的心跳明显加速。虽然人有对危险认知的本能,但这些生理反应不足以保护孩子的安全。孩子们对许多潜在的危险是没有认知的,比如孩子们走到河边,知道河水很凉快,就会慢慢往河中间走,但并不知道河中间很深,很危险。把危险教育做好,"生命教育"的首要目标就是安全,哪里有危险都要说清楚。可以告诉孩子,危险的东西很疼,不能去碰。

3. 学龄期

上了小学的孩子开始懂事了,能够了解死亡即是一去不归。他(她)们已经具备一定的独立性,和成年人一样有悲伤的情绪,会思考,会判断。什么是死亡?人死后去哪里了?当他们这样问时,家长就不能拐弯抹角,用比喻、举例来搪塞,应从科学的角度帮助他们正确看待死亡。

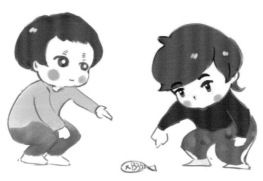

图 5-7 鱼为什么会死?

可以带他们去自然博物馆、科技馆,看看人是如何出生、长大、老去、死亡的,平静地告诉他们,他们就不会害怕,反而会欣然接受。家长、老师们切记和孩子们表达"死亡"的言论时,不要去吓孩子,不要让他(她)们对死亡产生过度恐惧。

4. 青少年期

青少年时期对于死亡的认识已经接近成人,他们通常能够运用逻辑思维进行抽象思考,开始会担心或思考自己的死亡,并注重自己的生理状况以及是否与同龄人存在不同。

例如,鸭子与死神的对话:

鸭子一直觉得有什么东西跟着他。

鸭子:"你是谁?为什么一直偷偷跟着我?"

死神:"很好,你终于注意到我了,

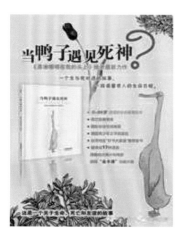

图 5-8 鸭子和死神的对话

我是死神！"

鸭子："那么，你是来带走我的吗？"

死神："当然不是，其实从你一出生，我就一直在你身边，以防万一！"

对我们的启示：学会接纳、思考和勇敢面对"死"；生命与死亡是一对密友，没有生命就没有死亡；而缺少了死亡，生命也就缺少了意义。

（二）中青年阶段

1.中青年可以通过阅读书籍了解死亡

如《人类死刑大观》《恩宠与勇气：超越死亡》《论死亡和濒临死亡》《穆斯林的葬礼》《象征交换与死亡》《死亡美学生命之旅丛书》等。

2.中青年可以观看影视资料认识死亡

如影片《生命》《死亡实验》《大火的入殓师》《长途漫步》。小视频《关于死亡的 35 个真相》《一场关于死亡的实验》。微电影如《葬礼》《我愿意》《鉴定》等。

3.中青年可以进行死亡体验

可以到 4D 生命馆体验"死亡之旅"。在生命馆中，可以立遗嘱、写墓志铭、办生前葬礼，或者还可以去殡仪馆参加仪式，进行死亡体验。

除了以上方式，还可以通过社区开展的生命教育讲座、各种媒体渠道获得关于生命与死亡的科普知识。以志愿者方式去医院或养老院照顾临终患者等，均可以让中青年正确认识并

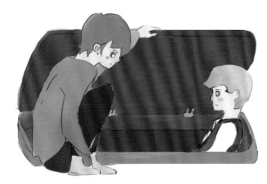

图 5-9 死亡体验

面对死亡。

（三）老年阶段

老年阶段距离死亡最近,对死亡的思考也开始增多。不同的老人有不同的态度和看法,针对不同老人给予不同的教育方法。老年人对待死亡的态度一般有以下几种。

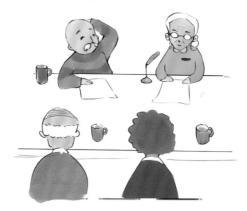

图 5-10 尊严死研讨会

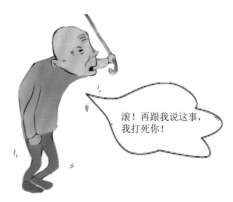

图 5-11 老年人对待死亡的态度

1. 乐观开朗型

对于这样的老年人,他们已经清楚地知道死亡是必然的,会坦然地接受。结合他们的文化和生活背景,可以讲安详死亡的例子,读一些优美、委婉、艺术地描述死亡的文章等。

2. 寻求解脱型

这种类型的老年人,往往会平静地面对死亡,甚至会提前结束生命。所以教育者应该给老年人读一些正确认识死亡的书籍或与老年人沟通和交流,对他(她)的想法进行倾听和分析。还可以借用老年人最挂念的人或事劝慰老年人珍惜最后的时光。

3. 顺从接受型

重点是按老年人的愿望和希望,陪老年人尽力实现其愿望,让人生最后的价值得以体现。

4. 悲观恐惧型

对于这样的老年人,教育者通过让老年人看一些平静、安详死亡的案例,消除其恐惧的因素。应找老年人最信任的人对其讲解正确对待死亡的态度,尽力完成老年人未尽心愿,让其无牵挂且平静地对待死亡。

5. 死亡逃避型

这样的老年人否认和回避关于死亡的一切事物。教育者应该让老年人看一些安详、无痛苦死亡的视频,再通过沟通与交流,找到老年人回避死亡的原因,如牵挂儿女、财产问题等,通过对因处理来减轻其恐惧症状。

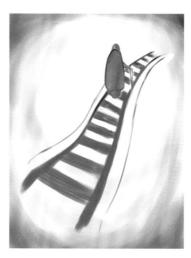

图 5-12　平静地消失

六、你知道安乐死与尊严死吗

（一）什么是安乐死

1. 安乐死

安乐死是患有不治之症的患者在忍受不了精神和躯体的极度痛苦下，在自己或家人的要求下，并经过医生同意，停止救治或以人为方式使其无痛苦地死去。安乐死分为四类：主动自愿安乐死、主动非自愿安乐死、被动自愿安乐死和被动非自愿安乐死。与其他的死亡形式最大的区别在于，安乐死尊重患者的自主决定权，而且是一种医疗行为。

2. 安乐死和自杀的区别

安乐死不是自杀，自杀是一种放弃自己生命的行为。一般来说，自杀既不违法，也不构成犯罪；而安乐死是一种在患不治之症且不能忍受痛苦的情况下选择的一种放弃生命的方式。

3. 实施安乐死现状

目前已立法容许安乐死的国家有荷兰、比利时、卢森堡、瑞士，以及美国的俄勒冈州、华盛顿州和蒙大拿州等国家和地区。而奥地利、丹麦、法国、德国、匈牙利、挪威、斯洛伐克、西班牙、瑞典和瑞士10国，允许"被动"安乐死，即不进行为延续个人生命而实施任何治疗手段。尽管在我国已经有了安乐死的先例，但是结局并不乐观，因为安乐死目前在我国尚不合法，仍是一个充满争议的话题。

4. 安乐死的条件

为了防止安乐死的滥用，以及防止借安乐死之名行违法犯罪（故意杀人）之实的不法分子所利用，必须明确规定安乐死的适用条件。

（1）根据现代医学确诊患者的确患有不治之症且濒临死期，此类确诊要由一级医院的主管医师、主治医师、科主任来担任会诊医师。

（2）患者所遭受的痛苦已达到难以忍受的程度，对于精神崩溃的患者应在其清醒的条件下，由心理医生确诊。

（3）患者神志清楚，能表达自己思想的，必须有本人的真实委托或同意；在患者处于丧失表达自己意志能力的情况下，则可由其直系亲属提出申请或委托。

（4）医院医师或心理医生必须与患者之间无任何直接或间接的利益纠纷存在。

就目前世界上对安乐死立法的几个国家来看，16~18岁的未成年患者可以在同家长商讨后一同做出决定。而12~16岁的青少年，必须由家长或监护人做出决定。成年人在知道自己病情以后可以自己做出决定。

（二）什么是尊严死

（1）尊严死，是一种自然死，即不再采取延长生命的医疗措施。尊重生命末期患者的意愿，停止维生治疗，任由患者死亡。对于一些自我意识丧失而无治愈希望的患者，可由亲属凭他们的生前遗嘱向医院、法院等提出停止治疗的要求。这样的死能使患者摆脱凄惨状态，亲属也能摆脱沉重的精神负担，人们认为这样的死是高尚而有尊严的。

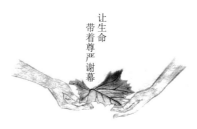

图 5-13　让生命有尊严地谢幕

（2）如何尊重他们的自主权，包括以下 3 个方面：接受治疗方案的选择权；参与医学实验的选择权；签署生前遗嘱或医疗遗嘱的选择权。

（三）安乐死与尊严死有什么不同

尊严死与安乐死并不相同，尊严死是在患者弥留之际，不做过多的治疗，而用安宁缓和的方式给患者以临终关怀，最大限度地减轻他们的痛苦，让他们自然而有尊严地离开这个世界。它仅指放弃治疗、任由患者自然死亡的"消极安乐死"，而不包括注射药物帮助患者死亡的"积极安乐死"。

第六篇　实例解析

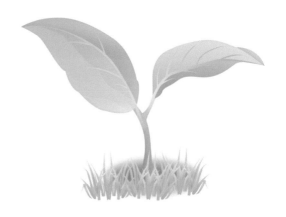

案例 1　张大爷的未尽心愿

张大爷,73岁,因确诊"左上肺癌5个月,腰椎疼痛加剧两个月"入住社区医院的舒缓疗护病房。入院前两个月腰痛加剧,睡眠不好,食欲减退明显,体重减轻约15千克。而张大爷对疾病的了解并不多。

入院后,张大爷与医护人员交流极少,平时就躺着不说话。医护人员看到大爷有时偷偷流泪,便主动与之交流,才得知张大爷非常想念孙子,同时还担忧着三儿子的成家之事。

张大爷,是高中的一名数学教师,妻子早亡,独自抚育三个儿子,在家中说一不二。退休之后,独自生活,比较孤寂,平日里会看看书和报纸,不参与任何社会活动。对他来说,最开心的就是孙子来看他。现如今老大、老二均结婚各育一子,而老三已40多岁,至今未婚。

对于要不要告知父亲的真实病情,三个儿子意见不统一。

(一)存在的问题

(1)腰痛加剧、睡眠不好、食欲减退,怎么来控制症状?

(2)家属意见不统一,心理负担过重,怎样来协调并且进行心理安慰?

(3)不了解病情,如何来告知病情?告知病情后,如何疏导张大爷的不良情绪?

(4)如何满足其临终愿望?

(二)症状舒缓

根据癌症三阶梯镇痛法对张大爷的腰椎疼痛进行控制;营造良好

的环境来改善张大爷的睡眠情况,让老人能够舒适、满意;依据张大爷的喜好,做可口的饭菜,以促进食欲;整个过程辅以心理疏导和音乐舒缓的方式,符合舒缓疗护的理念,提高张大爷的生命质量。

(三)达成心愿

医护人员应以理解、支持的态度找张大爷的三个儿子个别谈话,鼓励家属说出自己的观点和看法,采取适当的方式发泄自己的情感,如诉说、哭泣等。医护人员主导召开全体家属会,统一意见。最终一致认为要告诉患者真实情况,但要注意方法、方式和时机。

三个儿子均表示会在张大爷最后的这段日子里,尽自己最大的能力让自己的父亲能够没有痛苦、没有遗憾地辞世。告诉大爷真实病情后,会轮流陪伴父亲,并且每天让孙子来陪伴爷爷,以这种方式来舒缓大爷孤寂、抑郁的情绪,并且会以三儿子请父亲确定结婚日期的喜讯,来让大爷觉得已经再无遗憾,可以更好地接受病情,享受接下来的生活。

(四)本案解析

(1)晚期肿瘤患者身体极度衰竭,大多存在着疼痛、厌食、躯体移动障碍及睡眠紊乱等问题,同时有强烈的情感反应及需求。

(2)病情告知是患者拥有的权利,把握与患者交流的机会,做好家属的支持工作,与患者建立友情关系。但在病情告知之前,要了解患者对病情知晓的需求,可以试探性地询问,如患者表现出对坏消息的抗拒,就不要强求患者知晓。

(3)用真心、爱心和责任心对待每一位患者,与患者、家属及朋友一起携手努力,尽量满足患者每一个微小的愿望,让患者平静而无遗憾地离开人世。提高患者的生存质量,使患者安静、从容地走向人生终点。

案例 2 董老师的美丽善终

董老师,76 岁,未婚,退休前为民族学院教授,生活条件优越。2015 年确诊患有左小腿胫骨上端骨肉瘤,因左下肢剧痛两个月,入住社区舒缓疗护病房。入院后,要求居住单人间,三餐全部叫外卖,但基本上吃不了几口。平时,同医护人员交流极少,终日躺卧于床,默默不语。董老师终身未嫁,无子女,家中仅有一胞兄,经常给其兄打电话,要求见面,见面后又无话可说,兄妹间基本无交流。

其兄长其 5 岁,成家,生活在山东,家中母亲瘫痪,需要照顾。每次需当天乘坐飞机往返于两地。

董老师退休前曾是单位上的文艺积极分子,能歌善舞,气质优雅,面容姣好,尽管现在病情严重,但依然掩饰不住昔日的美丽。入住舒缓病房后,卫生间的梳妆台上放满了各种式样的化妆品,亲朋好友来看望时,董老师必对着镜子精心打扮,自己感觉美丽如初,才可以见面。

（一）现存问题

（1）左下肢疼痛、食欲减退,怎样缓解相关症状?

（2）整日沉默少语,极少同人交流,怎样进行有效的沟通,让其打开心灵之门?

（3）董老师十分注重自己的外表,我们应该怎么做,让其美丽善终?

（二）症状舒缓

疼痛对患者身心是巨大的折磨。董老师左下肢疼痛,应在医生建议下,合理地使用止痛药物,但不可滥用药物。同时,可以给予适当的热敷、按摩等方式以缓解疼痛。

大多数癌症患者晚期体质消瘦,因此,保持良好的食欲,对患者来说尤为重要。我们应该了解董老师平时饮食的喜好,根据其喜好进行烹饪,避免给予过油、过咸、过烫的食物,不同风味的食材进行混合搭配,以促进患者的食欲。

（三）达成心愿

被病痛折磨,又无子女可以依靠的董老师,在生命即将走向尽头的日子里,将自己封闭在一个幽暗的角落里,极少与人交流。但是选择封闭自己的董老师,是渴望被爱的,她会经常给其兄长打电话,要求见面,但是见面后兄妹俩又无话可说。因此,我们需要给爱搭建一座桥梁,能直达董老师的心中,让其感受到人情的温暖。这座桥梁的名字叫作有效的沟通。

能够进行良好沟通与交流的前提,应该是让对方感受到尊重、善意和关爱。面对董老师的沉默,我们应该积极主动地多同其交流。比如,每天可以询问:"董老师,昨晚睡的怎么样?""今天午饭好吃吗?""今天身体有哪些不舒服?""有什么需要我帮您做的吗?"等。前期可能得不到较多的回应,但请相信,关爱她她就一定能感受得到。同董老师进行交流前,应了解她的生活经历,把自己放在她的位置上,理解和认同她的话语。不要表达反对意见或者与其争辩,而是要领悟话语背后所传达的思想和情感。时常表达出爱意,对方才会给予回应。经过时间的沉淀,会慢慢打开她的心扉。

夕阳,接近黄昏,却依旧散落温暖的余晖。人即使走到生命的最后阶段,仍然可以活得灿烂。董老师拥有姣好的面容,优雅的气质。我们应该告诉她,她的美并没有因为岁月的流逝而消逝;团队中应有一名专业的化妆师,帮助、指导她化妆,让美荡漾在她心间;告诉她,她能够开心地生活,对爱着她的人来说,十分重要。可以向董老师请教一些关于皮肤护理、化妆美容的问题,让她感知自己仍然是被需要的。同时,应该为其哥哥讲授一些沟通与交流方面的技巧,打破兄妹俩的沟通僵局,让亲情温暖董老师生命的最后一程。

董老师的兄长远在山东,兄妹团聚不容易,董老师如果同意,可以选择离兄长居住地较近的城市进行治疗,或者选择条件比较好的社区,在家中度过临终的日子。同时,如果社区的文化氛围较浓厚,董老师也能参与其中,唱歌交流,缓解孤独的心境,让生活多一些色彩。

(四)本案解析

(1)缓解疼痛、改善食欲是提高患者晚期生存质量的根本。

(2)需同患者及其家属进行良好的沟通与交流,以给予对方尊重、关怀和爱为前提。

(3)了解患者的生活习惯和审美观,给予针对性的社会支持,感受社会的温暖,方能实现美丽善终。

案例 3　让去天堂的孩子一路走好

8岁男孩郎明珠,贵州贵阳人,双腿疼痛两个多月,轻微碰撞即可出现双腿淤斑,且不易消退,2008年7月因发热收入当地医院。经检查后确诊为急性淋巴细胞白血病,遂转到北京某儿童医院治疗。经过治疗病情好转。2015 年 11 月再次到北京巩固化疗,但期间男孩病情急转直下,出现口腔及肛周黏膜重度糜烂等严重并发症,一般情况差,痛苦面容,恶心、呕吐,食欲差,睡眠过程中常发出痛苦的呻吟声。

郎明珠极其爱好音乐,从小表现出过人的音乐天赋,非常喜欢钢琴。其父母均为普通职工,家境一般,但在明珠学习弹钢琴这件事上投入了大量的精力和财力。当然,明珠也没有辜负父母的厚望,7 岁就拿到钢琴 10 级证书,这一度成为家人的骄傲。

入院前明珠活泼爱动,性格开朗,本次入院后护士发现他常常沉默不语,常表现出愤怒、难过和沮丧的情绪,并多次哭泣说:"我是要死了吗?"经多次交流护士发现他是因为无法正常上学、弹琴和恐惧死亡而难过,并且还得知其最大的愿望就是能看到自己的偶像郎朗的现场表演。护士还发现明珠父母经常背着孩子偷偷哭泣,原来是得知孩子此次病情恶化,医生让他们做好最坏的打算。

(一)现存问题

(1)口腔及肛周黏膜重度糜烂,怎样缓减相关症状?

(2)恶心、呕吐、食欲差,怎样改善目前状况?

(3)明珠及家属情绪低落,我们应该怎样帮助他们走出低谷?

(二)症状舒缓

1. 口腔及肛周黏膜重度糜烂

首先,给予口服和外用药物减轻黏膜水肿与疼痛。其次,加强口腔和肛周部的皮肤护理,保持肛周皮肤清洁干燥,注意操作时动作轻柔。为取得明珠的配合,每次操作前,护理人员都应与明珠做良好的沟通,通过抚摸明珠的面颊、握握他的手、呼其乳名等方式增进感情,带去温暖的同时给予明珠更多的鼓励和支持。

2. 恶心、呕吐、食欲差

(1)恶心、呕吐时及时清理呕吐物,及时换掉沾有呕吐物的衣物,并可以在旁放置小风扇去除异味。

(2)针对食欲差,日常饮食除给予静脉营养支持外,多询问明珠是否有特别想吃的东西,如果有,根据目前身体及口腔状况可以酌情给予,还可以吃一些冰的东西,能缓解口腔黏膜水肿及疼痛。

3. 情绪低落

(1)首先要了解明珠情绪低落的原因,可以通过做游戏、读书、看动画片等方式多与明珠接触,进入他的情感世界,了解其精神需求。当得知明珠情绪低落的主要原因是无法正常上学和弹琴。医护人员要积极应对,鼓励父母每天抽出一定的时间陪伴明珠学习新的知识,由于院中条件受限,无法满足明珠弹琴的愿望,可以播放一些钢琴演奏视频及相关电影、音乐来满足他这方面的需求。同时要鼓励父母和同室病友多陪伴患儿,消除住院带来的孤独感。

(2)针对其父母,要进行深入的沟通,沟通时最好选择一个安静而隐蔽的空间,大家能够坐下来,不受任何干扰。医护人员以诚恳的态度,关切的语言去询问明珠父母对孩子病情的了解程度、他们的顾虑、目前遇到的困难,医护人员一定要耐心解释,并帮助其解决。鼓励他们表达自己的感受,宣泄心中的悲痛。最后要认真听取他们对明珠进一步的治疗计划的建议。

(三)达成心愿

得知患儿最大的愿望就是看到自己偶像郎朗的现场表演后,有护理人员了解到 2016 年 1 月,朗朗将要在北京举办他的个人演奏会,票价也在可承受范围之内。这对明珠来说无疑是一个天大的惊喜,在与其父母商量之后,他们非常高兴,并表示一定要提前订票,让儿子能够看上演奏会。明珠得知此消息后,表现出异常的兴奋。

(四)本案解析

(1)学龄期的儿童为中断学习生活、社会交往而感到不安,担心疾病会对他们今后的生活造成影响,可能产生激烈的情绪反应。需要得到学校、朋友以及其他对他们来说很重要的人的支持。

(2)儿童有其成长的特殊性,尽量在住院期间为其提供一些学习新知识的机会,并鼓励家人陪伴他学习进步。

(3)任何家庭成员的逝去,对于整个家庭来说都是一场灾难。患儿疾病后期,关注其父母的心理及情感更为重要,在孩子临终前及临终后要一直给予其父母适合的居丧照护。

后记

临终关怀：人生最后一站的安慰！

人的生命如一列火车，起点总是那么美好，行程搀杂快乐与忧伤，成功或失败，只是在到站的时候留恋太多，人们不愿离去。逝去也许不是一种痛苦，不是一种悲伤，或许是生命的另一种回归，另一种存在。生命源于自然，最终也会回归自然，如同叶落归根。死亡是生命的另一种存在形式，也许不该有悲伤，不该有痛苦，有的就是安静地去面对和接受。为生命的离去给予安慰、给予平复。我们无法决定死亡，但我们可以正视死亡；我们无法挽留生命，但我们可以尊重生命。用跳跃的笔尖写下逝去的留恋，用响亮的歌喉歌唱生命的尊严，用你我的真心宣传生命的意义，让逝去的灵魂不再孤单。

桑顿·怀尔德的小说《圣路易斯雷大桥》的最后一句话是这样写的："这是一片生者与逝者共有的土地，爱便是二者的桥梁，这是唯一的存在，唯一的意义。"作为每一个社会成员，作为朋友，作为家人，甚至就是作为一个普通人，我们必须关心和爱护那些正在与病魔和死神抗争着的临终患者。如果不这样做，我们便失去了那个最善良的自我，失去了人性。我们竭尽全力让生者懂得如何死得美丽，关心别人，我们也关心自己。作为社会一员，作为个人，给予人生最后一站的安慰，最终我们就完全找回了作为人类的自我！

参考文献

[1] 史宝欣. 临终护理 [M]. 北京：人民卫生出版社，2010.

[2] 施永兴. 老年人的临终关怀 [M]. 上海：上海复旦大学出版社，2015.9.

[3] 李义庭，刘芳. 生命关怀的理论与实践. 北京：首都师范大学出版社，2012.4.

[4] 白琴. 舒缓疗护 [M]. 北京：人民卫生出版社，2013.

[5] 陈露晓. 老年人的生死心理教育 [M]. 北京：中国社会出版社，2008.12.

[6] 赫尔曼著，李婵译. 生死思考：一位资深临床医师对生命最后时日的理性见证 [M]. 南京：江苏人民出版社，2012.3.

[7] 易春涛，杨芸峰，浦斌红. 舒缓疗护的研究进展和思考 [J]. 上海医药，2014，20：15-18.

[8] 杨克平. 安宁与缓和疗护学 [M]. 台湾：华杏出版股份有限公司，2009.

[9] 傅伟勋. 死亡的尊严与生命的尊严 [M]. 北京：北京大学出版社，2006.6.

[10] 施永兴. 安宁护理与缓和医学 [M]. 上海：上海科学普及出版社，2002.

[11] 王思斌. 社会工作概论 [M]. 北京：中国人民大学出版社，2004.

[12] 史宝欣. 生命的尊严与临终护理 [M]. 重庆：重庆出版社，2007.

[13] 胡雁，路咸琪. 实用肿瘤护理[M]. 上海：上海科学技术出版社，2007.

[14] 施永兴，罗维. 人生终点的陪伴——临终关怀百题[M]. 上海：上海交通大学出版社，2012.1.

[15] 施永兴. 临终关怀学概论[M]. 上海：复旦大学出版社，2015.6.